Dr. Sebi Heilung für Autoimmunerkrankungen

Der Leitfaden für Heilmittel und Lösungen für Anfänger zur Heilung von Autoimmunerkrankungen mit Dr. Sebis alkalischer Ernährung, Kräutern, Produkten, elektrischen Lebensmitteln, Lebensmittelliste und vielem mehr

Tammy Jonah

Inhaltsverzeichnis

Kapitel 1 4

Einführung 4

Kapitel 2 7

Dr. Sebi Autoimmunerkrankungen Diätübersicht 7

Kapitel 3 9

Was macht Dr. SEBI Autoimmunerkrankungen Diät aus? 9

Kapitel 4 11

Wunder von Dr. Sebi Autoimmunerkrankungen Diät 11

Kapitel 5 15

Wie klebst du an Dr. Sebi Autoimmunerkrankungen Diät? ...15

Kapitel 6 22

Dr. Sebi Autoimmunerkrankungen Diät-Nahrungsmittelliste einschließlich der beliebtesten alkalischen und elektrischen Lebensmittel für Ihr Wohlbefinden 22

Kapitel 7 29

Dr. Sebi Autoimmunerkrankungen Diät Kräuter und ihre Anwendungen 29

Kapitel 8 50

Alkalische Ernährung erklärt 50

Kapitel 9. 64

Dr. Sebi Autoimmunerkrankungen Diät Produkte 64

Kapitel 10. 75

Andere beliebte Diät 75

Kapitel 11 78

Dr. Sebi Autoimmunerkrankungen-Diät-Rezepte 78

Das Ende 90

Kapitel 1

Einführung

Jetzt eine Einführung in den Wundermann, vielleicht der größte Mann in der Geschichte der Medizin, den Mann, der die Philosophie der modernen Medizin änderte, der Mann, der seinen Boden gegen alle Gegner stand, die auf die Gefahren von Pillen und Drogen auf den Gefahren kämpfte und mit den Gefahren von Pillen und Drogen auf der Menschlicher Körper, der Mann, der sich weigerte, ein Einschüchtern von dem Kult der gefährlichen Medizin zu erliegen, der nur daran interessiert war, Drogen zu machen, die die natürliche Flora des Körpers mit toxischen und gefährlichen Effekten zerstörten, schüttelt sein Name immer noch die Erde überall, wo er erwähnt wird, Dieser Name ist Dr. Sebi

Die wunderbare Inspiration hinter der Dr. Sebi-Diät trägt seinen Ursprung aus dem einheimischen Honduran, Dr. SEBI, der der ursprüngliche Name Alfredo Darrington Bowman war, der sich als natürlicher Heiler, einen Kräutergänger und einen intrazellulären Therapeuten verwies, der erstmals von einem Kräuterkind inspiriert wurde Mexiko

Die Methodik und Geschichte von Dr. SEBI ist wunderbar interessant und konzentriert sich auf Kräuter, Pflanzenbasis, alkalische und natürliche Nahrungsmittel, gleichzeitig von Hybrid- und sauren Lebensmitteln, die unsere Zellen beschädigen können

Durch die Befolgung der Regeln und Annäherung von Alfredo Bowman, auch als Dr. Sebi bekannt, können Sie den Anbau von Schleim verhindern, was auf die Entwicklung und Wachstum von Krankheiten resultieren kann

In den meisten Fällen glauben viele Fachleute in der Medizin, dass Dr. SEBI-Kräuter-Ansatz, um Krankheiten zu heilen und zu behandeln, sehr unwirksam ist, weil sie vorlegend gemacht und ausgebildet wurden, um an den Medikamentansatz der Behandlung von kranken Patienten zu glauben

Obwohl dieser School von Alfredo Bowman und seine wunderschönen erstaunlichen Kräuterverbindungen in der Titelseite auf der Titelseite erscheint, um auf den Obersten Gerichtshof in New York in den Vereinigten Staaten übertragen zu werden, der Dr. SEBI beschuldigte, falsche und irrelevante Ansprüche von Medizin und Aushärten zu erstellen Menschen ohne Lizenz

Viele Menschen haben jedoch behauptet, dass die DR-Sebi-Säure-Reflux-Diät ihre Gesundheit mit den Verbindungen von Alfredo Bowman drastisch verbessert hat und dass der kräuterige Ansatz für den menschlichen Körperheilung besser und effektiver durchgeführt hat als der medizinische Ansatz der Medizin

Dr. SEBI dachte über Kräutertherapie und Ernährungsverbindungen in der gesamten Youtube zur Verfügung, um das gesunde Leben auch nach seinem Tod zu fördern und zu unterrichten

Bowman ist eine Inspiration für zahlreiche Menschen und ist vielleicht der beste Kräutergel, als er einen Weg entdeckte, lebensbedrohliche Erkrankungen, die als unheilbar angesehen wurden, zu heilen und zu behandeln

Er war mehr als 40 Jahre ein Kräuterler und behauptete, viele Menschen aus Krankheiten wie Sichelzelle, Multiple Sklerose, Lupus, Entzündung, Bluthochdruck, Herzkrankheiten, Mybliden, Epilepsie, Ekzem, Diabetes, Krebs, Asthma zu heilen, AIDS und viele andere Dinge

Kapitel 2

Dr. Sebi Autoimmunerkrankungen Diätübersicht

Die Dr. Sebi Autoimmunerkrankungen Diät ist nur eine vegane Pflanzen-basierte Ernährung, die Hybriden und Menschen mit dem Menschen einschränkt

Der kräuterige Dr. Sebi Autoimmunerkrankungen Diät konzentrierte sich auf die Minimierung der Säure, die in den Lebensmitteln und den Schleim im menschlichen Körper ist

Dr. SEBI auch als Alfredo Bowman bekannt, der den starken glauben hatte, dass, wenn Sie diese beiden großen Dinge tun, in Ihrem Körpersystem eine alkalische Umgebung erstellen können, was es für Krankheiten schwierig macht, zu leben und zu gedeihen

Dieser Schleim reduziert die alkalische Ernährung aus dem erstaunlichsten Dr. beinhaltet das Essen von einer empfohlenen Ernährungsnahrungsnahrungsliste und einem Leitfaden, der von 40 Jahren von 40 Jahren von der Erkennung von Lebensmitteln, Alkali und Nicht-Hybrid, die gleichzeitig abhängt, gleichzeitig ein kräuteres Essenz von Zellfutter abhängt

Natürlich verlieren viele Menschen beim Essen, wenn Sie nach der Dr. SEBI pflanzlichen, alkalischen Ernährung aufgrund der Beseitigung von Fleisch, verarbeiteten Lebensmitteln, samenfreien Früchten, Tagebuch und Abfällen von ihrer Ernährung verlieren

Die meisten Male kombinieren Einzelpersonen Kräuter und Fasten mit der Dr. Sebi Autoimmunerkrankungen-Diät, um bei der Heilung einer oder zwei Zellen, der Reinigung und des gesamten Wohlbefindens und in diesem Prozess helfen, konsultieren sie in der Regel mit dem Gesundheitswesen und mit dem Arzt

Die Anhaftung an der DR SEBI Autoimmunerkrankungen-Diät-Langzeit ist nicht schwierig, wenn Sie die ersten paar Tage vorbeikommen können

Die ersten Tage können jedoch sehr anspruchsvoll sein, da Sie nach Zucker immer noch sehnen werden

Es hilft nicht, dass es überall zahlreiche Fast Food-Optionen gibt, und dass viele Restaurants keine Menügegenstände haben, die ihren Lebensstil passen

So müssen Sie sich daran gewöhnen, sich zu Hause viele Mahlzeiten zubereiten

Kapitel 3

Was macht Dr. SEBI Autoimmunerkrankungen Diät aus?

Der Dr. Sebi ist eine vegane Pflanzenbasis und eine kleinere Version der alkalischen Ernährung

Bei der Ernährung nehmen viele Einzelpersonen auch Kräuter, um die Zelle zu nähren, zu reinigen, sie zu reinigen und aus längeren Zeiten schrecklicher und gefährlicher Ernährung zu heilen

Dr. SEBI bezog sich auch als Alfredo Bowman an, als Alkalische Nahrungsmittel, um leistungsstarke elektrische Nahrungsmittel für Ihre Zellen zu sein, die leben und rohe Foods sind, die erstaunlich für die Heilung der Welt sind

Dr. SEBI bricht das Essen in 6 Kategorien zusammen

A) live b) rohe c) tote d) hybride e) genetisch modifiziert und f) Drogen

Der kräftige Herbalist Dr. Sebi sagt tHat, Sie sollten sich auf den ersten und der zweiten konzentrieren, was lebendig und roh ist, gleichzeitig vom dritten bis zum sechsten Aufenthalt zu bleiben

Dies besteht darin, wetterfeste Ernten wie Mais sowie samenfreie Früchte zu vermeiden, und alles mit Mineralien oder Vitaminen, die für Einzelpersonen sehr schwer sein können, wenn man bedenkt, dass es viel Hybrid- und gentechnisch modifizierte (GVO-) Gemüse und Früchte in Lebensmittelgeschäften gibt

Basierend auf den Lehren von Dr. SEBI, Lebensmitteln, die für Einzelpersonen empfohlen werden, die gesund leben möchten, die Kamut, Roggen, Quinoa, Blattgrünen, reife Früchte, nicht stärkiges Gemüse, Rohmuttern und Butterkörner enthalten

Saure Lebensmittel beinhalten eingereihtes Salz, Zucker, Alkohol, Produkte, die Hefe, Meeresfrüchte, Geflügel und Fleisch oder etwas, das gebraten ist, negative Auswirkungen auf den menschlichen Körper

Ersetzen von sauren Lebensmitteln mit den elektrischen Alternativen helfen, Sie von den schrecklichen Effekten zu heilen, die sauren produziert

Das Festhalten stark an rohe Diäten kann für saure Menschen sehr unappetitlich aussehen, aber Sie beginnen langsam, sich langsam an eine rohe Ernährung zu gewöhnen, da Sie Ihre

Zellen schädlicher Giftstoffe, die zur Heilung von Krankheiten führen, zu reinigen

Kapitel 4

Wunder von Dr. Sebi Autoimmunerkrankungen Diät

Die Reduzierung von Säure in Lebensmitteln ist wunderbar, um die Mucus-Konzentration im Körper zu verringern, was dazu beiträgt, ein alkalisches und Umfeld bereitzustellen, das es für die Entwicklung von Krankheiten sehr schwierig macht

Auch die Zugabe von Kräutern in Ihrem Reinigungsansatz ist noch effektiver

Folgendes sind die erstaunlichen Vorteile von Dr. Sebi Autoimmunerkrankungen Diät

1.

Dr. Sebi Autoimmunerkrankungen Diät zum vollständigen Gewichtsverlust

Dies ist sehr einfach zu erklären und zu verstehen, was auf den Prinzipien basiert, dass der Gewichtsverlust stattfindet, wenn Sie der Ernährung folgen, da die DR-Sebi-Säure-

Reflux-Diät natürliches Gemüse, Körnern, Muttern, Früchte und Hülsenfrüchte besteht

Es eliminiert verarbeitete Nahrung, Fleisch, Tagebuch und Abfall natürlich, dass Sie irgendwann abnehmen werden

Die DR-Säure-Säure-Reflux-Diät fungiert als Reinigung und führt viele wunderbare Vorteile aus

2.

Dr. Sebi für starkes Immunsystem

Ein schwaches Immunsystem und eine Immunität ist das, was aus Krankheiten und Krankheiten geschieht

Einige Personen sind von der starken Glauben, dass sie ihr Immunsystem verstärkt haben und von besonderer Krankheit geheilt wurden, indem sie der Dr. Sebi Autoimmunerkrankungen-Ernährung regelmäßig folgen und wir alle wissen, dass Medizin und Drogen nicht Krankheiten heilen

3

Dr. SEBI zur Verringerung des Krankheitsrisikos

Saure Lebensmittel sind dafür verantwortlich, die Schleimhaut der Zellen und die inneren Teile des Körpers zu beschädigen, die zu einem kompromittierten und leicht erkrankten System führen können, das eine Krankheit ermöglicht, und die Heilung und Behandlung nahezu unmöglich

Und damit, alkalische Lebensmittel zu essen, können dazu beitragen, das Risiko von Krankheiten zu reduzieren und Ihrem Körper zu helfen, wenn er die guten Zellen füttert

4.

Dr. Sebi, um Hypertonie- und Schlaganfallrisiko zu senken

Die ersten Leitungstherapien für alle Hypertonienstufen bestehen aus Gewichtsabbau und Bewegung. Nachgewiesene Ergebnisse aus einer kleinen Querschnittsstudie zeigen jedoch, dass eine anlagenbasierte Ernährung der wichtigste Intervention ist als die Medizin und die normale medizinische Praxis

Es wurde auch entdeckt, dass die Vorteile einer anlagenbasierten Ernährung im Vergleich zu Medikamenten, die feststellten, dass eine anlagenbasierte Diät dazu beitragen kann, Infektionen in den Blutgefäßen zu reduzieren, und das Risiko von Schlaganfall, Diabetes und Herzerkrankungen in der analysierten medizinischen Forschung, die analysiert wurden

5.

Erhöhte Energie

Ernährung, die eine hohe Fleischkonzentration, weißer Zucker und Tagebuch aufweist, kann auf unseren Körper- und Energiespiegel drastisch beeinflusst werden

Je nach dem anlagenbasierten Living ist ein wunderbarer Ansatz und kann die Energie steigern, die Sie regelmäßig zeigen

6.

Zunahme des Fokus

Nachdem die Lehren von Dr. SEBI, um den Brain-Nebel zu beseitigen, um sicherzustellen, dass Sie mit stressigen Bedingungen fokussiert und weniger gestört werden

Auch wenn Sie völlig gut gut sind und nicht krank sind, wird Ihnen die Verwendung einer anlagenbasierten Methodik ein langes und gesundes Leben ermöglichen

Kapitel 5

Wie klebst du an Dr. Sebi Autoimmunerkrankungen Diät?

Wie jede andere Diät, die Sie versuchen, wird diese Ernährung Zeit und Mühe dauern! Während es zuerst schwer sein kann, wird Ihr Körper langsam an die neue Art des Essens gewöhnt

Sie werden sich sehr anfingen, sich sehr erregt zu fühlen, da Sie alle negativen Lebensmittel beseitigen, die Sie in der Vergangenheit gegessen haben

Darunter sind einige Richtlinien und Vorschläge, um dies zu folgen, um dies die angenehmste Erfahrung zu ermöglichen

Trinke viel Wasser

Laut Alfredo Bowman sollten sich Personen jeden Tag ein Minimum an Gallonen Wasser trinken, dies ist von grundlegender Bedeutung, um diese alkalische Ernährung nach besten Kräften zu machen

Alfredo empfahl natürliches Quellwasser anstelle von Wasser aus einem Umkehrosmosesystem oder Wasserentweichungser. Viele Ernährungsexperten und Gesundheitsorganisationen schlagen in der Regel jeden Tag eine Gallone Wasser vor

Es ist wichtig zu beachten, dass Wasser Abfälle vom Körper entfernt, während sie dabei helfen, Nährstoffe und Stärkung von Organen und Gelenken zu unterstützen

Stellen Sie sicher, dass Sie geistig und emotional vorbereitet sind

Es ist sehr wahrscheinlich, dass Sie etwas stark entwickelt haben Gewohnheiten, die jeden Tag bestimmte Arten von Lebensmitteln essen, die es sehr schwierig machen, Ihre Ernährung zu ändern oder zu brechen. Ihre Familie und Freunde können Sie auch entmutigen, wenn Sie versuchen, der Dr. Sebi Autoimmunerkrankungen Diät zu folgen

Bevor Sie diesen Plan beginnen, verbringen Sie viel Zeit damit, darüber nachzudenken, warum Sie Ihr Essen ändern möchten, und die

Herausforderungen sowohl emotional als auch geistig, dass Sie sich stellen werden

Verabschieden Sie sich nicht von Snacks

Selbst wenn Sie keine Snacks aufgeben müssen, können Sie sich entscheiden, den besten Weg zu snackieren. Dies bedeutet, anstatt einen Beutel Kartoffelchips zu essen, können Sie ein Stück Früchte essen oder Snacks basierend auf dem empfohlenen Ernährungshandbuch machen

Überprüfen Sie die genehmigten Lebensmittel

Versuchen Sie Ihr Bestes, nicht von der Liste der genehmigten Lebensmittel zu streunen, da es Ihre Ergebnisse beeinflussen kann

Obwohl es zunächst zu schwierig aussehen kann, um von der empfohlenen Liste zu essen, werden Sie es bald einfacher finden, als sie glaubt, besonders wenn Sie geistig vorbereitet sind

Fügen Sie ganzes Essen Ihrer Ernährung ein

Stellen Sie sicher, dass Sie Ihr Bestes geben, um verpackte Lebensmittel mit ganzen

Lebensmitteln in Ihrer Ernährung auf normaler Basis zu ersetzen

Es ist wichtig, verpackte Lebensmittel zu vermeiden, da sie voller Zusatzstoffe sind, die meistens extrem additiv sein können, da viele von ihnen zu Zucker verfeinert werden, der zu Lebensmittelkreuzen führt

Kochen ist wichtig

Sie werden schnell feststellen, dass es wichtig ist, beim Versuch der Dr. Sebi Autoimmunerkrankungen Diät zu kochen

Die Guides bietet alkalische Lebensmittelrezepte, um den Prozess zu erleichtern, Dr. SEBI-Guides zeigt Ihnen Schritt für Schritt durch jede alkalische Mahlzeit

Nachdem Sie mit der Vorbereitung Ihrer eigenen Mahlzeiten begonnen haben, werden Sie sehen, wie Sie Ihre Lieblingsmahlzeiten mitnehmen und mit den zugelassenen Zutaten vorbereiten können

Warum folgen Sie der Dr. Sebi Autoimmunerkrankungen Diät?

Es gibt viele Diäten, aber die meisten von ihnen konzentrieren sich darauf, Gewicht zu verlieren, und umfassen auch Lebensmittel, die sauer sein können

Alkalische Ernährung ist nicht nur eine Diät, sondern eine Lebensweise

Laut SEBI hilft der Dr. SEBI, die Krankheit zu minimieren, die durch den Anbau von Schleim im Körper verursacht wird, und Sie können seine nicht hybrid alkalischen Mahlzeiten nutzen, um einen starken und gesunden Körper aufrechtzuerhalten

Seine Produkte sind sehr mit Reinigungskörpern aus Ihrem System

Wie bereits gezeigt, kann der Anpassungszeitraum irgendwann dauern, aber stellen Sie sicher, dass Sie versuchen, die ersten Tage durchzusetzen, und Sie werden in Ordnung sein

Stellen Sie sicher, dass Sie so viele Rohkost essen, sowie Samen und Nüsse, wie Sie können, wie Sie gleichzeitig von verarbeiteten Lebensmitteln fernhalten können

Wenn Sie mit rohen Lebensmitteln kämpfen, spricht Alfredo Bowman, dass gekochtes Essen keine totalen Killer sind

Stellen Sie außerdem sicher, dass Sie Ihre Lebensmittel nicht möglichst mikrowellen, und es ist wichtig, Ihren Arzt zu konsultieren, bevor Sie den Plan starten

Dr. Sebi Autoimmunerkrankungen Diät Ernährungsleitung und Lebensmittelliste

Möglicherweise denken Sie, welche Lebensmittel Sie essen können. Obwohl es mag, als ob Ihre Optionen begrenzt sind, aber sie sind nicht und die DR-Sebi-Säure-Reflux-Diät ist sehr erreichbar und einfach

Viele nicht hybride Lebensmittel (Samen und Nüsse, rohe Sesamsamen usw.)

Gewürze und Gewürze.

Thymian, Salbei, reines Meersalz, Oregano, Zwiebelpulver, Habanero, Dill, Nelken, Basilikum, Cayenne

Ölen

Avocado-Öl, Hanpseed-Öl, Grappewed-Öl, Kokosnussöl, Olivenöl

Nüsse und Samen

Walnüsse, rohe Samen des Sesams, Hanfsamen, Brasilien-Nüsse

Früchte

Tamarind, Rosinen-Samen, Pflaume, Kaktuskaktus Birne (Kaktusfrucht), Birnen, Pfirsiche, Pflaumen, Papayas, Samenmelone Früchte, Mango, Limetten, Trauben, Feigen, Kirschen, Kantalupe-Früchte, Beeren, Orangen, Bananen, Äpfel

Gemüse

Zucchini-Gemüse, Tomaten (Pflaume und Kirsche), Squash, Zwiebeln, Okra-Gemüse, Nopalen oder mexikanischer Kaktus, Pilze, Salat, Kohl, Garbanzo-Bohnen (Kichererbsen), Chayote oder mexikanischer Kürbis, Paprika, Spargel-Gemüse, wilde Rucola, Amaranth Greens Gemüse

Warum nicht essen

Mann gemachtes Essen, weißer Zucker, Knoblauch, Tagebuch (Eier, Milch usw.), Fleisch

Aufgrund der Tatsache, dass Dr. Sebi Autoimmunerkrankungen Diät sehr streng ist, können Sie feststellen, dass die ersten Tage äußerst anspruchsvoll sein werden

Kapitel 6

Dr. Sebi Autoimmunerkrankungen Diät-Nahrungsmittelliste einschließlich der beliebtesten alkalischen und elektrischen Lebensmittel für Ihr Wohlbefinden

Dr. Sebi Liste des Gemüses

Ähnlich wie alle seine elektrischen Nahrungsmittel war Dr. Sebi von dem Glauben, dass Individuen Nicht-GVO-Nahrungsmittel essen sollten

Dazu gehören Gemüse und Früchte, die samenlos geworden sind, oder verändert, um mehr Mineralien und Vitamine zu enthalten, als sie natürlich tun

Die V-SEBI-Liste Gemüseliste ist sehr vielfältig und groß mit vielen Alternativen, um verschiedene dynamische Mahlzeiten zu erstellen

Die Liste enthält das Folgende

Zucchini

Wilde Rucola

Wakame

Wasserkresse

Tomatillo

Quetschen

Seegemüse

Zwiebeln

Purslane Verdolaga.

Okra

Oliven

Nopales

Nori

Salat außer Eisberg.

Grünkohl

Izote Blume und Blatt

Hijiki

Kichererbsen

Dulse

Löwenzahn Greens.

Gurke

Chayote

Paprika

Avocado

Arame

Ameranth

Dr. Sebi Liste der Früchte

Obwohl die Liste von Gemüse sehr lang ist, ist die Fruchtliste extrem eingeschränkt, und viele Früchte dürfen nicht in der Dr. Sebi-Diät gegessen werden. Die Früchteliste liefert jedoch immer noch Anhänger der Ernährung eine vielfältige Alternative

Zum Beispiel sind alle Arten von Beeren auf dem Dr. Sebi Food Lis erlaubtt mit einer Ausnahme-Cranberries, die ein Mann sind

Die Liste besteht auch aus den folgenden

Tamarinde

Souroups.

Weicher Geleekokosnüsse

Rasins.

Prunes

Feigenkaktus

Pflaumen

Birnen

Pfirsiche

Papayas

Orange

Melonen

Zitronen

Trauben

Figuren

Termine

Johannisbeeren

Cantaloup-Melone

Beeren

Bananen

Äpfel

Dr. SEBI-Gewürze und Lebensmittelliste
Gewürze

Thymian

Estragon

Basilikum

Bohnenkraut

Salbei

Reines Meersalz.

Pulverisierte granulierte Algen

Oregano

Zwiebelpulver

Habanero.

Dill

Nelken

Cayenne

Lorbeerblatt

Basilikum

Achiote

Alkalische Körner

Wilder Reis

TEF

Dinkel

Roggen

Andenhirse

Kamut.

Fonio.

Amaranth

Alkalische Süßstoffe und Zucker

Datum, das von getrockneten Terminen abgeleitet ist

100 Prozent reiner Agavensirup, der von der Kaktusanlage abgeleitet ist

Dr. Sebi Kräutertee

Tila

Rote Himbeere

Ingwer

Fenchel

Holunderberry

Kamille

Klette

Dr. Sebi Samen und Nüsse

Rohe Sesamsamen

Hanfsamen

Paranuss

Walnüsse

Dr. Sebiöle

Avocadoöl

Hanföl

Sesamöl

Traubenkernöl

Kokosnussöl

Olivenöl

Kapitel 7

Dr. Sebi Autoimmunerkrankungen Diät Kräuter und ihre Anwendungen

1.

Gelbe Dockwurzel.

Behandelt Bakterieninfektionen, Zahnpasta, Tonikum, langsames oder aufhören Wachstum von Krebs, Hautentzündung oder Dermatitis, Hautkrankheiten, sexuell übertragbare Krankheiten, Skorbut, Atemwege, Ausschläge, Psoriasis oder Säure-Reflux, Schmerz und Schwellung der Nasenspannung, obstruktive Gelbsucht, Abführmittel. Übermäßiger Juckreiz des Körpers, der Vergrößerung der Lymphe

2.

Schafgarbe

Wunden, Stoppen Sie Blutungen (Hämorrhoiden), entlasten Sie saure Reflux, krempelartige Bedingungen (für Frauen), niedrigere Becken, schmerzhafter Appetitverlust, Glitzern, Heuschnupfen, Fieber, Dysentur, Durchfall, Erkältung, Abwesenheit der Menstruation

Wermut

Wurminfektionen, verärgert Magen, Tonikum, stimulieren Schwitzen, stimulieren Fantasie, Reduzieren Sie den Schmerz, Verlust des Appetits, Lebererkrankungen, Darmkrämpfe, Insektenstiche, steigern Sie sexuelles Verlangen, heilende Wunden, Gallenblasenkrankheit, Fieber

Wilde Kirschrasse

Whooping Saures Reflux, Trocknen und saure Reflux-Unterdrückungseffekte, Apartment, Beruhigungsmittel, Schmerz, andere Lungenprobleme, Gicht, Verdauungsstörungen, Durchfall, Erkältungen, Krebs, Bronchitis

Vieralterwurzel.

Symptome im Zusammenhang mit den Wechseljahren, die Angst und heiße Blitze, Magenverstimmung, Beruhigungsmittel, Unruhe, nervöser Asthma, Muskel- und Gelenkschmerzen, milder Zittern, Migräne, Menstruationskrämpfe, Schlaflosigkeit, hysterische Zustände, Kopfschmerzen, Angst vor Erkrankungen (Hypochondria), Erregbarkeit, Epilepsie, Depression, chronische Ermüdung (CFS), anxiolytische Effekte, Aufmerksamkeitsdefizit-Hyperaktivitätsstörung (ADHS)

Tamarind-Pulver

Skelentalfluorose, saurer Reflux

Tamarind-Blatt.

Geschwollene Gelenke, Verstauchungen, Stoffwechsel, Hämorrhoiden, Konjunktivitis, Furunkel, Antioxidantien

Brennnessel

Wundheilung, Gebärmutterblutung, Harnentraktentwicklung, Harnweg-Infektion, sehr häufiges Wasserlassen, Magensäure, Haut, Rheuma, Hautausschlag, Verhinderung von Alterungszeichen, schlechter Umlauf, schmerzhaftes Wasserlassen, ölige Kopfhaut, öliges Haar, Osteoarthritis, Nasenbluten, Nacht- Zeit-Wasserlassen, Muskelschmerzen und Schmerzen, Lung-Staus, Lokomotor-System, Nierenstein, Reizblase, Influenza, Unfähigkeit zum Urinieren, Heuschnupfen, Haarausfall, auch als Alopezie, Hämororage, Gicht, General Tonic, Gastrointestinaltrakt, Ekzem, Dysenta, Diuretikett auch als gemeinsame Erkrankung, Durchfall, Diabetes, Herz-Kreislauf-System, Krebs, Darmblutung, Blutreinigung, gutartige Prostata-Hyperplasie, auch vergrößerte Prostata, Adstringent, Asthma, Anämie, vergrößerte Milz genannt

SourSop-Blatt

Stoppt Krämpfe, stimuliert die Verdauung, verlangsamt das Wachstum von Tumor, Sediert, lindert Depressionen, reduziert Krämpfe, verringert das Fieber

Shepherd-Geldbeutel.

Erbrechen von Blut, oberflächlichen Verbrennungen, prämenstruellen Probleme, Nasenbluten, nervöse Herzbeschwerden, milde Herzinsuffizienz, Menstruationskrämpfe, niedriger Blutdruck, lange Zeiträume, Lokomotorsystem, Hämostatis,

Kopfschmerzen, gynäkologische Probleme, Hautstörungen, Durchfall, Herz-Kreislauf-Systeme, Blut Im Urin, blutende Hautverletzungen, Blaseninfektionen

SEH HAW.

Gewichtskontrolle, Schlaf, Entspannung, Senkung Blutdruck, Leberentdetox, Entzündung, Gallenblase, Verdauung, Diabetes, Antioxidantien, Anti-Aging

Sah Palmetto.

Benigne Prostata-Hyperplasie (BPH)

Sarsaparilla-Wurzel, der auch jamaikanische Wurzel genannt wird

Behandlung von Gonorrhoe, Syphilis, Sterioden oder Körperbau oder Leistungssteigerung), Rheumatoid (RA), Psoriasis, auch Hautkrankheiten genannt), Lepra, Nierenerkrankung, Erhöhung des Schwitzens, Fieber, Verdauungsstörungen

Santa Maria

Gewichtskontrolle, saures Refluxschutz, Beruhigungsmittel, Herzgesundheit, Gesundheit, Augenfunktion, Verdauungshilfe,

Muskelmasse, Appetit-Stimulans, Antioxidans-Eigenschaften

Salbei

Magenschmerzen (Gastritis), Verringerung der Überproduktion von Speichel und Schweiß, reduzieren heiße Blitze während der Wechseljahren, schmerzhafte Menstruationszeiträume, Gedächtnisverlust, Appetitlosigkeit, Sodbrennen, Gas (Flatulenz), übermäßiger Milchfluss während der Pflege, Durchfall, Depressionen, Blähungen, Alzheimer Erkrankung

Geröstete Löwenzahnwurzeln.

Behandelt Infektionen, diuretisch, Galle- und Leberprobleme

Rhubard-Wurzel

Tränen in der Hautfutter, Bauchschmerzen, Sodbrennen, Hämorrhoiden, Magen-Darm (GI) Blutungen, Durchfall, Säure-Reflux, Kaltwunden, Analkanal oder Analfissuren

Reishi-Pilz

Immunsystem, Anti-Krebs

Rote Willow Barke.

Gewichtsverlust, Behandlung von unteren Rückenschmerzen, rheumatoider Arthritis (RA), Osteoarthritis, Muskelschmerzen, Menstruationskrämpfe, Gelenkschmerzen, Kopfschmerzen, Gicht, Grippe, Fieber, Gemeinsame Kälte, Ankylose-Spondylitis (Krankheit der Wirbelsäule)

Rotes Himbeerblatt

Halsschmerzen, Hautausschlag, Lockerung und Arbeit, Verhinderung von Fehlgeburt, Morgenkrankheit (in Verbindung mit der Schwangerschaft), schmerzhafte und schwere Perioden, Reinigung von Haut und Blut, Wasserlassen und Gallenbildung, fördert Schwitzen, Vitaminmangel, Diabetes, Herzproblem, Schweinegrippe, Grippe, Gastrointestinale (GI) -Traktstörungen (Durchfall)

Rotklee

Whooping saurer Reflux, Hautwäsche, Hautkrebs, sexuell übertragene Krankheit, Prämenstrubations-Syndrom (PMS),

Wechseljahre oder Hitzewallungen, Verdauungsstörungen, hoher Cholesterin, saurer Reflux, chronische Hautkrankheit, die Psoriasis oder Ekzeme, Prävention von Krebs, Burns, Bronchitis, Prävention von Krebs, Burns, Bronchitis, Brustschmerzen oder Zärtlichkeit, Asthma

Quassia Hombre Grande.

Verschiedene Würmer, Behandlung von Essstörungen, Läuse, Verdauungsstörungen, Fieber, saurer Reflux

Pygeum Rinde

Vergrößerte Prostata oder Entzündungen

Prodijiosa.

Insulin-beständiger Diabetes, Typ 2, Hoher Blutglukosespiegel, Gallensynthese

Pau d'arco.

Hefe-Infektionen, vesikularkuläres Stomatitis-Virus (VSV), Tuberkulose, Trypanosoma, Streptokokkus, Magenprobleme, Staphylococcus Aureus, Soma, Säure-Reflux,

Parasiten, Malaria, Lupus, Entzündung, Infektionen, Immunostimulanzien, Helicobacter-Pylori oder Magengeschwüre, General Tonic, Fibro Myalgia, Fieber, Autoimmunerkrankungen, Lockerung von Raucher, Dysenterei, Candidiasis, Krebs, Brucella, Adaptogen

PAO MULATO.

Sonnenbrand, Hautwäsche, Ausschläge, Masern, Insektenbisse

Mulleinblatt

Warzen, Wunden, Halsschmerzen, Hautprobleme, Hautinfektionen, Hautausschläge, Lungenerkrankungen, Hämorrhoiden, Auswurf, Trockensäure-Reflux, Säure-Reflux, Verbrauch, Chillain, Carbune, Bronchitis, Furunkel, Fuß, Fußböden, Anti-Tumoraktionen

Mimosa Pudica.

Urogenitale Störungen, Wunden, Harninfektionen, Sinus, Stapel, neurologische Probleme, Impotenz, allgemeine

Körperschwäche, Beschleunigung Wundheilungsprozess, Dysenterei, Durchfall, Bronchitis, Blutungsstapel, Amöbige Dysento

Mangoblatt

Hypertonie, Fieber, Durchfall, Diabetes, Brustbeschwerden

Linde

Schwierigkeit in der schlafenden, stickigen Nase, Halsschmerzen, schneller Herzschlag, Probleme mit Blasenkontrolle oder Inkonsistenz, Nervensspannung, Muskelkrämpfe, Erhöhung der Erhöhung des Urins, des hohen Blutdrucks, Kopfschmerzen, Fieber, übermäßiger Atmung, Erkältungen, verursachen Schwitzen, Erbringung Schleim, Atemprobleme oder Bronchitis

Maiglöckchen

Hilft, das Gehirn zu stärken, verjüngt Gedächtnis, Herzbeschwerden

Zitronenverbene blättert.

Krampfadern, Schwierigkeiten beim Schlafen oder Schlaflosigkeit, Hautbedingungen, gemeinsame Fragen, Verdauungsstörungen, Hämorrhoiden, Gas, Fieber, Durchfall, Autoimmunerkrankungen, Kolik, Erkältungen, Schütteln, Asthma, Rühren

Lavendel

Erbrechen, Verärgert Magen, Säure-Rückfluß, Verstauchungen, Wunden, Unruhe, Abstoßung Moskito und andere Insekten, fördert Menstruation, Nervosität, Nervenschmerzen, Übelkeit, Migräne-Kopfschmerzen, Metorismus, der Bauchschwellung von Gas in der Peritoneal- oder Darmhöhle ist, Appetitlosigkeit, Verlust des Appetits , Gelenkschmerzen, Darmgas (Flatulenz), Schlaflosigkeit, Haarausfall (Alopezie), Depression, Krebs, Depression, Akne, Erregung mit Demenz, Akne

Seetang

Giftstoffe, Abschirmung Wasser

Irisches Moos

Ulzerationen, Lungenprobleme, Entzündung des Harnsystems, Gastritis, Lebensmittel für Diabetes-Patienten, saure Refluxen, Bronchitis

Hortensie-Wurzel.

Harnwege oder Kies (Cystitis), Nierensteine, entzündete oder vergrößerte Prostatakrüsen, Prostata-Infektionen oder Harnwegsprobleme, Harnröhre, Blase

Horsail

Wunden, weiße Flecken auf Nägeln, Harnweg-Infektionen, Geschwüre, Tumoren, Tonsillitis, Zähne, stärken Immunsystem, Verstauchungen, rheumatische Erkrankungen, Infektionen der Atemwege, Ausschläge, Prostata-Probleme, Osteoarthritis, Nase bluten (andere schwere Blutungen), Nägel, Muskeln Krämpfe, Malaria, Nierensteine, Entzündungen der Schleimhäute des Mundes, Herpes Simplex, Haare, Hämorrhoiden, Gingivitis, Magen-Darm-Bedingungen, Erfrierungen, Frakturen, Fisteln, Fieber, EDAMA, Dyspepsie (beeinträchtigter Verdauung), Extraktion von Eiter von Furunkel und Carbuncles, Diabetes, gebrochene und müde Füße, Chilblinks, Herz-Kreislauf-Erkrankungen, Burns, Bronchitis, gebrochene Knochen, spröder Knochen,

Blaseprobleme, Bettbenetzung bei Kindern, Akne, Athletenfuß

Hopfen

Tuberkulose, Spannung, Beginn der Muttermilch, Unruhe, Prostatakrebs, längere schmerzhafte Errichtung des Penis (Priapismus), Eierstockkrebs, Nervosität, Nervenschmerzen, Schleimkolitisch (Darmstörung), Beingeschwüre, Reizbarkeit, Darmkrämpfe, Schlaflosigkeit, Verdauungsstörungen, Erhöhung des Urinstroms, der Appetit, hoher Cholesterin, Erregbarkeit, Brustkrebs, Blaseninfektionen, bittere TonneIC, Angst, Aufmerksamkeitsdefizit-Hyperaktivitätsstörung (ADHS)

Hoodia Gordonii.

Wohlbefinden, Unterdrückung des Appetits, kleine Infektionen, Verdauungsstörungen, Fokus, Energie, Kraftkraft bringen

Heilige Distel

Wunden, Geschwüre, Förderung des Förderung der Muttermilch, Appetitlosigkeit, Verdauungsstörungen, Erhöhung der

Urinausgabe, Fieber, Durchfall, Autoimmunerkrankungen, Erkältungen, Kochen, Bakterieninfektionen

Fieberfew

Erbrechen, Verärgert Magen, saure Rückfluß, müde Blut (Anämie), geschwollene Füße, klingelnd in den Ohren (Tinnitus), Psoriasis, Verhinderung von Fehlgeburt, Übelkeit, Muskulatur, Migräne-Kopfschmerzen, Lebererkrankungen, unregelmäßige Menstruationsperioden, Darm-Magen-Darm, Unfruchtbarkeit , Fieber, Ohrenschmerz, Schwindel, Durchfall, Gemeinsame Kälte, Krebs, Knochenstörungen, Asthma, Arthritis, Allergien

Holunderbeeren

Sinusschmerzen, Nervenschmerzen (Neuralgien), Erhöhung des Urinfestes, HIV / AIDS, Heuschnupfen (allergische Rhinitis), H1N1 (Grippe), Grippe (Influenza), saures Reflux, chronisches Ermüdungssyndrom (CFS), verursachen Schwitzen, Krebs , Boosting Immunsystem, Rücken- und Beinschmerzen (Ischias)

Löwenzahnwurzel

Magenverstimmung, anschwellen, anregen, Appetit, Hautprobleme, mildes Abführmittel, Leberprobleme, Nierenerkrankungen, Verbesserung der Verdauung, Sodbrennen, Gallenblasen, Fieber, Augenprobleme, Durchfall, Diabetes, Brustprobleme, die Entzündungen und Mangel an Milchfluss), kocht, Appendizitis

Damiana

Sexuelle Probleme (Aphrodisiakum), nervöser Magen, Kopfschmerzen, Depression, Autoimmunerkrankungen, Bettbenetzung, Angstzustände

Condurango

Trichomoniasis, Syphilis, HPV, HIV / AIDS, Gonorrhoe, Genital Herpes, Chlamydien, Geschlecht, Syphilis, Bauch, Magengeschwüre, Snakebites, Rheumatismus, Linderung Magenschmerzen und Krämpfe, lindert Übelkeit und Erbrechen, Neuralgie, Übelkeit, Entzündung, Verdauungsstörungen, Erhöhung der Verdauungssäfte, erhöhen die Galle, Hämostat, um Blutungen zu stoppen, Gastritis, Magengeschwüre, Gastralgie, Dyspepsie, Verdauungs- und Magenprobleme, Chologog (erhöhen Gallenblasen-Galle), Karmination (Expeles Darm-Gas), Blutungsgeschwüre, Blutungen mit Magengeschwüren, Appetit-Stimulans , Anorexie, Analgetika, Anämie

Coolmeca.

Gewichtsverlust, reduziert Gase, verbessert die Verdauung, das Abnehmen und das Diuretikum

Kleader

Geschwüre, Hautausschläge, Psoriasis, giftige Bisse und Stiche, schmerzhaftes Wasserlassen, Lichtverbrennungen und Wunden, erhöhen den Strömungsstrom, vergrößerte oder infizierte Lymphknoten, vergrößerte Drüsen, Brustklumpen

Chaparro Amargo.

Nicht-Geschwür-Dyspepsie mit Fülle, Appetitlosigkeit, Hepatic Amebiasis, Leber, Blähungen, Amöbige Dysenterei

Chaparral

Gewichtsverlust, Tuberkulose, Schlangenbiss, sexuell übertragbare Krankheit, Rheuma,

Dysmenorrhoe, Diabetes, Hühnerpocken, Krebs, Blutreiniger, Akne

Chanca Piedra.

Magen, Milz, Kidneysteine, Gallensteine, Leber, Nieren, Genitalharnsystem

Chaga-Pilz

Geschwür, Stress, Haut, Leber, Entzündung, Immunsystem, Herzgesundheit, Gastritis, Verdauung, Krebs, Antioxidantien

Catnip Nepeta Kataria.

Vertreiben Sie Würmer, Infektionen der oberen Atemwege, Schwierigkeiten beim Schlafen oder Schlaflosigkeit, Schweinegrippe, beginnend Menstruationszeiten, lindert Schwellungen, Erhöhung des Wasserlassens, Nessel, Kopfschmerzen, Hämorrhoiden, Magen-Darm (GI) Verärgerung, Gas (Flatulenz), Grippe, Fieber, Krämpfe, Kolikum , Kalt, Arthritis, Angstzustände

Cascara Sagrada.

Leberkrankungen, Abführmittel, Gallensteine, chronischer saurer Reflux, Krebs

Cana Fistelula

Tumoren, die Bauch, Leber, Drüsen, Magen und Hals, Pickel, Hämaturen, Kies, Glandulare Tumore, Epilepsie, Dyurie, Durchfall, Delirium, Krämpfe, Säure-Reflux, Krebs und Verbrennungen sein können

Batteriewurzel

Behandlung von Kälte, Syphilis, Hautprobleme, einschließlich Psoriasis und Akne, Fieber reduzieren, Blut, Lebererkrankung reinigen, Keime, Gelenkschmerzen oder Rheuma töten), Steigerung des Urins, Erhöhung des Sexualtriebs, hoher Blutdruck, Härtung der Arterien, Gicht, gastrointestinale Probleme, Ekzem, trockene Haut oder Ichthyose, Blaseninfektionen, Anorexie Nervosa

Buckleweed.

Schwierigkeiten, THYROTOXICOSE, PENENSTRUIAL SYNDROME, Säure-Reflux, Nervosität, senkt hohe Hohe-Hormone (Hyperthyreose), Hämophilie, Graves-Krankheit, chronischer Säure-Reflux, Bronchitis, Brustschmerz, Blutungen, die schwere Menstruation oder Nasenbluten, Angstzustände sein können

Blue Vervain.

Wunden, whooping saurer Reflux, Krämpfe, Halsschmerzen, Schmerz, Kehlen, Mund- und Kehle, Nervenbedingungen, Stoffwechselstörungen, Wechseljahre, Leber und Gallenblasenkrankheit, Nieren- und untere Harnwegstörungen, Gelenkschmerzen, Gelbsucht, Juckreiz, Unregelmäßiger Menstruation, Eisenarmer Blut oder Anämie, Erhöhung des Milchstroms, Hysterie, Gicht, generalisierte Anfälle, Gallenblasenschmerzen, Retention von Flüssigkeiten aufgrund von Herzfehlern, Fieber und Erholung nach Fieber, Erschöpfung, Versetzungen, Verdauungsstörungen, Depressionen, kalten Symptomen, Brustschmerzen oder Angina, Verbrennungen für Arthritis, Knochenquellen (Contusions), Asthma, Arthritis, Abszesse

Blasinwack

Harnwegstörungen, Underaktive Schilddrüse oder Myxedema), Hautkrankheiten, übergroße Schilddrüsen-Greifer, Fettleibigkeit, Gelenkschmerzen, Jodmangel, Insektenstiche, Sodbrennen, Härten der Arterien, Emphysem,

Verdauungsstörungen, Säure-Reflux, BUrnen, Bronchitis, Blutreinigung, Arthritis, alternde Haut

Schwarze Walnussröhre.

Würmer, Krampfgeschwüre, Syphilis-Wunden, stimulieren den Appetit, Schlafmustern, Krusten, Ringwurm, Rheuma, Reduzieren Sie den Blutdruck, Psoriasis, Pruritus, Parasiten, Abführmittel, Jock-Juckreiz, Irritationen des Augenlids, Gicht, Drüsenstörungen, Augeninfektionen, Ekzem , Saurer Reflux, Bronchitis, Blutreiniger, Blasen, Athleten, Asthma

Arnika

Geschwüre, beruhigen und heilen Verstauchungen und Prellungen, lindert Reizungen aus dem Trauma, reduzieren Schmerzen und Schwellungen, Knorpel- oder Muskelschmerzen, gereizte Nasenlaucher, Verbesserung der Wundheilung, Ekzem, Rakel-, Rundlippen, Verbrennungen, Arthritis, Akne

Anamu Guinea Henweed.

Sediert, reduziert Krämpfe, reduzieren Sie den Schmerz, reduziert freie Radikale, verringert

Fieber, reduziert die Menstruation, fördert die Menstruation, verhindert, dass sich der Blutzucker verringert , Erhöhen Sie das Wasserlassen, erhöhen Sie den Schweiß, vertreiben Sie Würmer, verbessern Sie die Immunität

Abuta

Wunden, Urinströmung als Diuretikum, Harnentraktprobleme, verärgert Magen, behandelt Vagina-Entlastung, saure Refluxen, hört auf, Blutungen zu bluten, Bauchschmerzen, Wunden, Schlauchbissen, Hautinfektionen, sexuell übertragbare Krankheiten, Wohlbefinden, Atemwege, Respiration Trakt-Probleme, Tollwut, Hämmern Herz-Tollwut, Menstruationsprobleme, Malaria, Schleim als Apartment, Niereninfektionen, Gelbsucht, Juckreiz, Verbesserung der Fruchtbarkeit, hoher Blutdruck, Flüssigkeitsretention, Fieber, Augeninfektionen, Erysipelas, Leichtigkeit Geburt, Dyserei, Hundebisse , Verdauungsprobleme, Durchfall, Diabetes, Delirium, Säure-Reflux, Krämpfe, Kolike, Erkältungen, Cholera, Kühler, Burns, Bronchitis, Furunkel, Blutungen Blutungen, Blase, Asthma, Arthritis wie Schmerz, Akne, Sexuales Verlangen als Aphrodisiakum

Kapitel 8

Alkalische Ernährung erklärt

Die alkalische Ernährung ist der grundlegende Schlüssel zu einem scheibenfreien und gesunden und krankheitsfreien Körper, und es besteht lediglich darum, hohe alkalische Lebensmittel und Mahlzeiten zu essen, gleichzeitig von sauren Lebensmitteln abzuhalten

Wenn es so einfach wäre, verbrauchen wir in diesen Tagen so viel Müll, und wir leben in einer Generation, die so gut frisst, dass Sie für Sie Erfolg mit der alkalischen Diät haben, die Sie entweder nach veganen Restaurants in Ihrem Wohnort suchen oder anfangen müssen oder anfangen zubereiten Ihr Essen zu Hause regelmäßig und Konsistenz

Die Konsistenz ist grundlegend, da Individuen die Diät als kurze Zeit für ihre Gewichtsfragen sehen und dann normalerweise dazu neigen, auf ihre alten Wege zurückzukehren

Alkalische Lebensmittel definieren und was alkalische Lebensmittel sind

Die Philosophie hinter der alkalischen Ernährung ist, dass Fleisch, raffinierte Zucker, verarbeitete Lebensmittel und Weizen saure Lebensmittel, die Giftstoffe für den menschlichen Körper sind

Alternative Medizin-Praktizierende und Kräuterkundungen, die für die alkalische Ernährung wegen der Tatsache, dass sie sagen, dass er den menschlichen Körper, der zu Erkrankungen bewohnt wird, zu einer schönen und gesunden Haut beiträgt

Viele Individuen glauben, dass der Weg der Krankheit und der Krankheit Schleim und das Verbrauch von nicht sauren, alkalischen

Lebensmitteln, Ihr Körper wird Schleim loswerden und mit gesundem Zustand

Ein zusätzlicher Vorteil ist, dass die Einzelpersonen gleichzeitig abnehmen, da ein fleischloser und Tagebuchfreier Diät auch den Schleim und den Abfall im Körper beseitigt

Die alkalische Ernährung kann jedoch schwierig sein, sich für viele Personen zu verpflichten, da es sich dabei hilft, sich nur auf das Essen von gesunden Lebensmitteln zu konzentrieren, die aus der Erde stammen

Neben dem Verzehr natürlicher Nahrungsmittel, jeden Zucker, den Sie essen, sollte natürlich wie der Zucker sein, den Sie von frischen Früchten bekommen

Wenn Sie den alkalischen Lebensstil leben, müssen Sie auch von Kaffee und Alkohol fernhalten

Die größten Hindernisse für Einzelpersonen sind, dass wir uns sehr daran gewöhnt, verarbeitete und ungesunde Lebensmittel zu essen, und die Zutaten in diesen Lebensmitteln können sehr süchtig machen

Aufgrund der Tatsache, dass die Ernährung einen Schwerpunkt auf das Essen von Rohkost ergibt und die Nährstoffe in Ihrem Körper nicht zerstören, und auf der Suche nach hohen alkalischen Lebensmitteln und auch regelmäßige Bereitstellung von Mahlzeiten

Um die Dinge so einfach wie möglich zu machen, wird empfohlen, Ihr Essen zu dämpfen und Ihr Essen sanft zu kochen, auch wenn Sie von Rohkost und Salaten auf der Lebenden des alkalischen Lebensstils sehr müde werden

Ähnlichkeit zwischen veganer und alkalischer Ernährung

Fast alle Früchte und Gemüse sind in der Natur alkalisch, so dass die alkalische Ernährung ein einfacher Übergang für Einzelpersonen ist, die bereits vegan sind

Vegetarier können sich sehr einfach an die alkalische Ernährung anpassen, da die hochalkalische Lebensmittelliste aus meist Gemüse und Früchten besteht

Sie müssen nur an einer alkalischen Diätnahrungsnahrungsmittel einhalten, und das beinhaltet das Aufenthalt von Nahrungsmitteln, die dem Körper schädlich sind und Lebensmittel vorbereiten, die sehr frisch sind

Folgen Sie einfach dem alkalischen Lebensmitteldiagramm und dem unten dargestellten hohen alkalischen Lebensmittel, und Sie wären in Ordnung

Funktioniert die alkalische Diät?

Ja, die alkalische Diät funktioniert, aber Sie müssten regelmäßig längere Zeit an den Plan einhalten

Viele haben die Wirksamkeit der alkalischen Ernährung aufgrund der Tatsache, dass das Essen kannden pH-Wert des Bluts nicht drastisch verändern

Der menschliche Körper zielt darauf ab, das zu erreichen, was als Homöostase bezeichnet wird, oder das Grad an Säure oder Alkalität des Bluts in seinem normalen Bereich hält

Die alkalische Ernährung ist jedoch äußerst wirksam bei der Förderung eines optimalen Gesundheits- und Gewichtsabnahme, da er sich auf das Ernten von Gemüse und mehr frische Früchte konzentriert, viel Wasser trinken, raffiniertem Zucker, verfeinerte verarbeitete Lebensmittel vermeiden und von Alkohol fernhalten

Auch viele Kräuterlisten wie Dr. Sebi legen nahe, dass die alkalische Diät bei der Prävention von Diabetes und Nierensteinen hilft, die Gesundheit und Funktionen des Gehirns zu verbessern

Bleiben Sie von sauren Lebensmitteln wie Käse und rotem Fleisch als tierisches Protein

Vorteile der alkalischen Ernährung

Die Basis der alkalischen Ernährung konzentrierte sich hauptsächlich auf den Verbrauch von Gemüse und Früchten, die meistens in seinem frischesten Zustand und das Hauptziel richtet, um einen gesunden Gewichtsverlust zu erreichen

Bei einer alkalischen Ernährung brauchen Individuen keine Nahrungsergänzungsmittel oder nutzen Sie alle Geräte, um eine optimale Gesundheit zu erreichen. Wenn ein Individuum ein Hobby hat, mit verschiedenen Aromen herumzuspielen, können alkalische Diätessen äußerst zufriedenstellend sein

Für einige Diätetiker sind sie jedoch ein sehr großer Kampf, weil sie einschränken müssen, indem er nicht einmal auf Verzeihung von Tagebuchprodukten, Brot, das in Fleisch, Fett, fett ist, und besonders Süßigkeiten einschränken muss

Protein in der Ernährung kann nur aus anlagenbasierten Quellen wie Bohnen und Tofu abgeleitet werden, aber die Individuen müssen sich daran erinnern, dass sie ausreichend Eiweiß haben müssen

Die Herausforderung wird noch stärker, wenn Einzelpersonen ausfressen oder wenn Einzelpersonen reisen oder bei der Arbeit zu beschäftigt sind, da die Auswahl an

Nahrungsmitteln und Vorbereitung sehr entscheidend ist

Die alkalische Ernährung ist kein regulärer Gewichtsverlust, wenn die Dieter keine Teile in ordnungsgemäßer Bewegung oder körperlichen Aktivitäten einnehmen

Die American Heart Association empfiehlt eine identische Art von Ernährung, die sich für das Essen von Gemüse, Früchten und Vollkörnern darstellt, während sie sich von verarbeiteten Lebensmitteln fernhalten

DR SEBIs alkalische Lebensmittelzellen-Richtlinien

Alfredo Bowman, der am häufigsten als Dr. Sebi bekannt ist, ist eines der renommiertesten Menschen, wenn es darum geht, darüber zu reden und ordnungsgemäße Richtlinien auf den hohen alkalischen Lebensmitteln zu vermitteln

Dr. SEBI hat seine alkalische Ernährung angepasst, um nur bestimmte Lebensmittel hinzuzufügen, die er persönlich getestet und entdeckte, nicht sauer zu sein

Dr. SEBI war kein Arzt, und er diagnostiziert oder verschreibt keine Drogen für verschiedene Gesundheitsstörungen

Er ist eigentlich ein Kräuter, Pathologe, Biochemiker, Naturforscher, der sich auf Kräuter und Pflanzen spezialisiert hat, und wird auch angenommen, dass sie viel irreversibles oder irreversibles und Krankheiten geheilt hat

Sein Glaube plus seine wundervollen Strategien hängt hauptsächlich auf die Heilung des menschlichen Körpers durch Verwendung verschiedener Kräuter und Pflanzen ab

Dr. SEBI entschied sich für einen afrikanischen Ansatz an Krankheiten

Dieser Ansatz beinhaltete einen natürlichen botanischen Ansatz, der den Körper durch Entgiftung und Reinigung auf natürliche Weise in den alkalischen Zustand bringt, denn wenn Ihr Körper im sauren Zustand liegt, erhöht sich die Möglichkeit, Krankheit erheblich zu erhöhen

Reine natürliche Gemüseszellen-Lebensmittelverbindungen sind ein wesentlicher Teil der Veränderung für jeden, der mit schlechter Gesundheit kämpft

Durch Entfernen angesammelter Giftstoffe und Ersatzzellenfutter können erklette Mineralien helfen, beschädigt zu verjüngen

Zellgewebe, meistens die von Säure erodierten

Der gesamte Körper wird vollständig von Dr. Sebi-Lebensmittelverbindungen behandelt; Es beinhaltet die Organe, die Dickdarm, Gallenblasen, Haut, Lymphknoten, Leber und Nieren umfasst

Dr. SEBI hat eine vollständige Liste von Rezepten und Lebensmitteln zur Verfügung gestellt, die er aus natürlichen Quellen empfohlen hat. Das Essen im Dr. SEBI-Diätplan sollen dazu beitragen, gesundheitliche und umgekehrte Krankheiten effektiv wiederherzustellen

Er empfiehlt, Nahrungsmittel aufzunehmen, die auf der Liste Dr. SEBI-Lebensmittel verfügbar sind, da einige Lebensmittel, die wir glauben, dass natürlich natürlich von Wissenschaftler im Labor in einiger Zeit in den letzten Jahrhunderten erstellt wurden. Das Verbrauch dieser Nahrungsmittel sind manchmal sehr schlecht für unseren Körper, weil sie sauren anstelle von alkalisch sind

Dr. Sebi alkalische Lebensmittelliste und hochalkalische Lebensmittel

Gemüse

Grünkohl

Garbanzos.

Gurke

Löwenzahn Greens.

Avocados

Der Chayote oder mexikanische Squash

Paprika

Verschiedene Spinatarten, die als Amaranth genannt wird

Dr. Sebi Früchte.

Dr. SEBI empfiehlt, dass Sie frische Früchte verbrauchen und vermeiden, konservierte oder Dosenfrüchte zu essen

Weiche Geleekokosnuss

SourSops

Birne

Früchte

Rosinen

Kaktusfrüchte.

Tamarinde

Melonen

Papayas

Pfirsiche

Pflaumen

Limette

Mango

Orange

Figuren

Termine

Trauben

Kirschen

Cantaloup-Melone

Johannisbeeren

Verschiedene Arten von Beeren außer Cranberries

Apfel

Der kleinste Bananenart

Kräutertees

Fenchel

Kamille

Piment

Holunderberry

Ingwer

Anis

Klette

Tila

Himbeere

Gewürze und Gewürz

Süße Aromen

Agavensirup aus Kaktus, der 100% beträgt

Zucker aus dem Datum abgeleitet

Salzaromen.

Meersalz, das rein ist

Algen, die granuliert und pulverisiert werden

Milde Aromen

Nelken

Bohnenkraut

Oregano

Petersilie

Dill

Lorbeerblatt

Dill

Basilikum den süßen Typ

Würzige Aromen und Stücke

Habanero.

Achiote

Zwiebelpulver

Afrikanischer Vogelpfeffer

Koriander oder Cilantro.

Salbei

Dr. SEBI empfiehlt auch, dass Sie sich so weit wie möglich von der Mikrowelle fernhalten, da die Mikrowelle sowohl die elektrischen als auch der lebenden Komponenten der Lebensmittel zerstört, die sie alkalisch machen und dazu beitragen, unseren Körper alkalisch zu machen

Dr. Sebi Autoimmunerkrankungen Diät-Rezept-Grundlagen

Folgendes sind Rezepte Grundlagen, die Individuen auf ihrem Wachstum zu einem gesunden Lebensstil genossen haben

Das organische / organische Lebensmittel

Wie vom berühmten Dr. SEBI gezeigt, wird empfohlen, Nahrungsmittel zu essen, die nicht hybridisiert sind, oder diejenigen, die in ihren ursprünglichen und natürlichen Rassen oder Ursprungs angebaut werden

Ursprünglich gewachsene Produkte liefert die erstaunlichsten gesundheitlichsten Vorteile und Nährstoffe im Vergleich zu anderen, die mit Chemikalien, Herbiziden, synthetischen Düngemitteln, kommerziellen Pestiziden gezüchtet wurden, weil sie für den menschlichen Körper giftig sind

Der Vorteil des Verbrauchs von biologisch angebautem Gemüse ist, dass sie noch besser schmecken; Sie sind sehr nahrhaft und erhebt den Körper nicht

Rohes oder gekochtes Essen

Evolution-basierte Beweise hat gezeigt, dass Personen aus der Vergangenheit aus der Vergangenheit, um Gemüse, Früchte zu essen, ihre rohe Form zu essen, weil sie noch etwa ein paar hunderttausend Jahre lang war, bis der Mann Feuer- und Jagdwerkzeuge entdeckte

Individuen während dieser Zeit hatten eine längere Lebensdauer, als wenn der Mensch der Mensch fleischte, Fleisch von toten Tieren zu verbrauchen und Essen mit Feuer zu kochen

Eine raue Pflanzenbasis-Diät ist alles, was sie damals zurückgebracht hatten, und sie hatten einen sehr gesunden Lebensstil und dass dann keine Krankheit wie Krebs existierte

Kapitel 9.

Dr. Sebi Autoimmunerkrankungen Diät Produkte

Eva Salve.

Müde, Snacks und Molkereien mit Nährstoffen für eine wunderbare und nahrhafte Haut zu verbrauchen?

Dieser EVA-Salve ist eine schnelle Lösung dafür, lehnen Sie Ihre Haut entsprechend mit erhöhter Elastizität auf, um die drastischen Anzeichen des Alterns durch den Kauf und Hinzufügen von täglichen Grundlagen zu reduzieren

Kleines Reinigungspaket.

Um den Körper auf dem Mobilfunkniveau aufzufüllen, sollten Sie dieses Set haben, dabei, um Schleim im Körper zu beseitigen

Giftstoffe und Säuren aus der ungesunden Lebensmittelauswahl können vollständig ausgerottet werden

Für ein Individuum, das sich besser gereinigt fühlt, ist eine geile und gereinigte Blutkreislauf erforderlich

Sogar dieses Reinigungspaket ist jedoch mit wundervollen Zutaten gefüllt, es hat immer noch ein Maß an therapeutischen Fähigkeiten, um unterschiedliche Bedingungen anzusprechen

Bromid plus Pulver

Dies hilft, die Darmbewegung gleichzeitig zu verbessern, um pulverisierte Kapseln zu unterdrücken

Abgesehen von der gezeigten Fähigkeit enthält es auch einzigartige Zutatenkombinationen, die gut für die Schilddrüse und die Nahrung von Knochen genießen

Vieto

Dieses Medikament hilft, ein Verlangen für süchtig machende Substanzen zu bekämpfen, die den Körper beschädigen können

Abgesehen von seiner Fähigkeit, die Leistung von Atemwegssystemen und Nieren zu verbessern und zu reinigen

Es bringt auch Sauerstoff an das Gehirn, das lympatische System sowie das zentrale Nervensystem und somit ist es eine wunderbare Wahl für Einzelpersonen, die sehnlich reinigt, revitalisiert und erregt werden sollen

Banju.

Dies ist eine wunderbare medizinische Heilung für Nervensystembedingungen, die von Reizbarkeit, Schmerz und Schlaflosigkeit reichen

Es ist großartig für Kinder, die an ADHS leiden, und auch dies kann auch von Erwachsenen getroffen werden

Uteruswäsche

Für viele Frauen heute sind Reinigungsprodukte für ihre intimen Teile überall verfügbar, aber manchmal zu viel schädlichen Chemikalien für Ihren privaten Teil hinzufügen, dürfen es nur zerstören

Um die schlechten und guten Bakterien in Ihrer Vagina auszugleichen, brauchen Sie diese spezifische Medizin

Wenn Sie durch die Zutaten, die diese Wäsche zusammenstellen, schauen, werden Sie sehr zuversichtlich, die grundlegenden Zutaten zu identifizieren, um die Fauna und die natürliche Flora der privaten Teile der Frau wiederherzustellen

Zahnpulver

Zu viel Mundwäsche kombiniert mit Zahnpasta, die unbekannte Zutaten haben, kann für viele Menschen sehr unheimlich sein

In Anbetracht dessen, wie dieses Pulver aus natürlichen Kräutern besteht, hilft es Ihnen, Gummi-Krankheiten und Säure-Reflux sowie Reinigung von Zähnen zu stoppen

Testo.

Da Männer älter werden, gibt es eine Tendenz, dass sie sich weniger an den Sex ansprechen würden, solche Aktivitäten, die irgendwie eine Beziehung beeinflusst, auch wenn es nicht notwendig ist und Intimität hinzufügen kann, um die besten Ergänzungen zu entdecken, ist unerlässlich

Für die männlichen Genitalien haben Sie einen solchen gesunden Blutfluss, Sie können jederzeit eine bessere Leistung haben, wenn Sie wünschen

Auch dies wird das hormonelle Ungleichgewicht steigern, und dies führt zu Männlichkeit, Reaktionsfähigkeit und Ausdauer

Estro

Dies ist das Gegenstück für Herren-Testprodukte, es hilft, die allgemeine sexuelle Fruchtbarkeit und den Appetit einer Frau zu verbessern, die Estro-Produkte sind erstaunlich für Sie

Es erhöht nicht nur eine solche Sorge, sondern kann auch Ihren PMS- und Wechseljahrsvorgang weniger schmerzhaft machen, in Zeiten, in denen ein Individuum den Drang spürt, Dinge zu tun, aber auch ein Widerspruch vom System, nur Medikamente mit sehr guter Einhaltung des Tages Routine ist, was seinen Prozess ändert

Eisen plus.

Wenn Sie müde sind und generische Tabletten satt haben und die in der Kapsel anwesenden Zutaten nicht kennen Schlechtes Zeichen

Um auf eine viel natürlichere Option mit solchen Medikamenten umzuschalten, um eisenreiche Nahrung für das Blut zu liefern, ist etwas, um sich auf diesen Prozess zu freuen

Mangel an Eisen kann zu Übelkeit und Schwindel führen

Da riechen viele der gemeinsamen Eisen synthetische Medikamente stumpf

Haarfutteröl.

Reduzieren Sie Ihren wöchentlichen Besuch des Beauty-Salons mit diesem Artikel vorsichtig

Viele der an einem einzelnen Haar angewandten Chemikalien können für die Kopfhaut sehr gefährlich sein, aber es erfordert nur, dass Sie regelmäßig wiederkommen, um die Schönheit Ihrer Haare aufrechtzuerhalten

Wenn eine natürliche Mischung von Komponenten alles ist, was Sie brauchen, um Sie selbstbewusst und besser zu fühlen

Haarfollikel-Begrenzer.

Haarausfall ist eines der Probleme der erwachsenen Erwachsenen. Da die Anzahl der verfügbaren Marken und Produkte die Lösung fördert, und versuchen Sie, dies auch für Ihre Wahl hinzuzufügen, es funktioniert gut, um den Haarfollikel zu stärken, um das neue Haarwachstum zu verbessern

Bio Ferro.

Es hilft, die Durchblutung zu reinigen und mit Kapseln zu nähren und auch mit 14 tropischen Pflanzen, die Eisenphosphat mit anderen hilfreichen Mineralien enthalten, um Ihr komplettes System zu nähren und zu stärken

Green Food Plus.

Die Zutaten, die dieses Arzneimittel ermöglichen, werden aus Afrika abgeleitet, es hält chlorophyll reiche Nährstoffe gut für den Körper. Mit solchen Bauteilen hilft es, die Körpernährung der Karosserie und eine wunderbare Gesundheit für die Person zu fördern

Wenn wir über die Nahrung der Körperkörper sprechen, wird es Probleme lösen und dazu beitragen, totale Änderungen am zentralen Nervensystem, Blut, Herz, Gehirn zu fördern

Augenwäsche

Leiden Ihre Augen regelmäßig an zu viel Strahlung, wenn Sie dem Computer mit Augenproblemen stehen, können Sie versuchen, SEBIs Augenwäsche anzuwenden

Warten Sie nicht auf schwere Komplikationen, um aufzurufen, anstatt sich an die Umgebung anzupassen, die Sie bei der Arbeit mit einem starken Produkt an Ihrer Seite haben

Sie sollten sich niemals schämen, um Medikamente bei Bedarf zu nehmen, aber manchmal können unsere befahrenen Zeitpläne die Dinge zerstören, von unserer Freundschaft bis hin zu einer Beziehung und sogar unserem persönlichen Niveau, es sorgt jedem an einem bestimmten Zeitpunkt

Daher ist es wichtig, sehr wichtige notwendige Lern- und Aktionen zu ergreifen, um den besten Weg zu erhalten

Sie können mehr als ein Medikament haben, um jeden Tag zu nehmen, aber nicht verrückt auf die Dosierung, und statt ihn, um Ihre Krankheit zu heilen, kann es die Situation verschlechtern, wenn Sie darauf bestehen, mehr als die tatsächlich empfohlene Dosierung zu nehmen. Einige der Medikamente sind sehr teuer, aber es lohnt sich immer noch

Zusammenfassung der Produkte

Bio Ferro.

Es hilft, Ihr komplettes System mit diesen Kapseln zu stärken, wobei sie die Durchblutung von 14 tropischen Pflanzen mit Eisenphosphat zusammen mit vielen wichtigen Mineralien reinigen

Haarfutteröl.

Mit dieser Zeit müssten Sie regelmäßig nicht in einen Schönheitssalon gehen. Dieses Öl besteht aus der Kombination von natürlichen Inhaltsstoffen, die dazu beitragen, gesundes Haar zu fördern, und ein weiteres wunderbares Haarprodukt ist der Haarfollikelfester, der großartig für Erwachsene ist, die an einem Haarausfall leiden

Eisen plus.

Wenn Sie an einem Mangel an Eisen leiden, ist dies das Produkt für Sie, das Mangel an Eisen in den meisten Fällen führt zu Schwindel oder Übelkeit

Diese Ergänzung ist natürlich, und liefert eisenreiche Nährung des Bluts ohne den stumpfen riechen normalen Eisen-synthetischen Arzneimitteln

Estro

Dieses Produkt richtet sich an Frauen und ist das Gegenstück für männliche Testo. Dieses

Produkt ist großartig für Frauen, die ihre Gesamtfruchtbarkeit und den sexuellen Appetit verbessern wollen

Zahnpulver

Dieses Produkt hilft, Ihre Chance für Zahnfleischerkrankungen und saure Reflux zu reduzieren, um die Zähne im Prozess zu reinigen

Uteruswäsche

Dieses Produkt hilft, die in der Kanal vorhandenen schlechten und guten Bakterien auszugleichen und von Ärzten sehr zu empfehlen

Banju.

Diese Ergänzung wurde als medizinische Heilung für das Nervensystem entwickelt, und Einzelpersonen werden feststellen, dass es bei Reizbarkeit, Schmerz und Schlaflosigkeit hilft

Es ist auch gut für Kinder, die an ADHS leiden

Viento

Wenn Sie Zuckerversuche haben. Diese Ergänzung hilft, das Verlangen von süchtig machenden Substanzen abzuwehren, die den Körper schädigen können

Es hilft auch, Sauerstoff in das Gehirn, das Lymphsystem und das zentrale Nervensystem zu bringen. Es ist eine großartige und wunderbare Wahl für Einzelpersonen, die erregt und revitalisiert werden wollen!

Bromid plus Pulver

Mit diesen Ergänzungen können die Verbraucher dazu beitragen, ihre Darmbewegung gleichzeitig zu verbessern, um den Appetit zu unterdrücken

Kleines Reinigungspaket.

Dieses Produkt hilft, Schleim aus Ihrem Körper zu beseitigen und somit die Person gereinigt, gereinigt und gut zu sein

Mit diesem Produkt werden Giftstoffe und Säuren vollständig aus dem Körper eliminiert

Eva Salve.

Dieses Produkt ist wunderbar, um Ihre Haut zu nähren und hilft, die Elastizität zu verbessern und zu stürzen, um die Anzeichen von Alterung zu verringern

Die Verbraucher können einmal täglich Ergänzungen verbrauchen

Kapitel 10.

Andere beliebte Diät

Wenn Sie nicht an alkalischer Ernährung interessiert sind. Folgendes sind wenige andere beliebte Diäten zu berücksichtigen

Die mediterrane Ernährung

Die mediterrane Ernährung hilft to Fokussiere mehr darauf, frische Früchte, Bohnen, Pflanzen, Nüsse und Müsli wie die Hauptquellen f Joghurt und Fette hinzuzufügen, und gilt als das wichtigste Tagebuchspeisen

Der Diätplan beinhaltet auch Fisch und Geflügel in mäßigen Mengen, vier Eier pro Woche und ein wenig rotes Fleisch plus ein bisschen Weingut

Die vegetarische Ernährung

Die vegetarische Ernährung ist als eine der beliebtesten Diätarten für eine längere Zeit bekannt

Obwohl diese Typen unterteilt werden können, können in verschiedene Formen unterteilt sein, und das Grundkonzept darf Nahrungsmittel nicht mit Tierquellen verbrauchen

Im Gegensatz zu Veganern können Vegetarier jedoch immer noch Tagebucherzeugnisse, Honig, Eier in ihrem Essensplan essen

Die vegane Diät

Die vegane Ernährung ist eine wunderbare Lebensweise. Personen, die an Veganismus glauben, konsumieren oder essen nichts, was aus tierischen Quellen wie Eiern, Milch, Tagebuchprodukten und Eier kommt

Der wunderbare Nutzen des veganen Lebens ist, dass es Sie in die erstaunlichste körperliche und geistige Gesundheit bringt

Die Weight Watchers Diät

Die Weight Watchers Diät ist eine weitere sehr häufigste Ernährung, die aufgrund seiner Wirksamkeit bei Gewichtsverluste

Jennifer Hudson hatte wunderbare Ergebnisse mit dieser Ernährung und wurde auch zu einer gesprochenen Person für Weight Watchers, nachdem sie eine Tonne Gewicht verloren hatte. Diese Diät hilft, sich darauf zu konzentrieren, wie man Ihre Essgewohnheiten anpassen kann, aber es fördert auch die Ergänzung Ihrer Ernährung mit regelmäßiger und richtiger Übung

Die Südstrand-Diät

Die Südstrand-Diät war eine der beliebtesten Typen für einen bestimmten Zeitraum, da es sich um den Verlust des Gewichtsverlusts ergibt

Es wird auch von Ernährungswissenschaftlern und Kardiologen empfohlen, da das Hauptziel der Ernährung besteht, Ihr Risiko für Herzkrankheiten zu senken

Die Zone-Diät

Die Zone-Diät ist eine andere beliebte Art von Ernährung, die zur Gewichtsabnahme und der Gewichtsfähigkeit der Gewichtskontrolle hergestellt wird

Es ist eine andere Art von Ernährung, die sich darauf konzentriert, die Kontrolle der Insulinstufe zu unterstützen

Die Atkins-Diät

Diese Ernährung hilft, sich darauf zu fördern, die Produktion von Insulin in Ihrem Körper zu stimulieren, und somit durch Erhöhen des Insulinniveaus im Körper, können Sie die raffinierten Kohlenhydrate in Energie umwandeln, die in Ihrem Körper aufbewahrt werden kann und damit Es ist schwer, Fette zu lagern

Kapitel 11

Dr. Sebi Autoimmunerkrankungen-Diät-Rezepte

Es ist nichts zu verbergen, dass das Verbrauch von gesundem Körper und Geist stärken kann

Dieser Anleitung enthält einen umfassenden Leitfaden für Dr. SEBI-Rezepte, mit denen Sie eine sehr gesunde und alkalische vegane Ernährung aufrechterhalten können

Diese Nahrung wurden von Dr. Sebi von Dr. SEBI geprüft, um ihre Säuregehalt und Alkalität zu erreichen

Frühstück

Alkalische Blaubeere buchstabiert Pfannkuchen

Zutaten

1/4 TL MEE MOSS

1/2 Tasse Blaubeeren

1/2 Tasse Agave

2 EL von Grappeed-Öl

1 Tasse Kokosmilch

2 Tassen geschriebene Mehl

Richtungen

Beginnen Sie mit dem Mischen Ihres Grapewed-Öls, Agaven, Meerestrich, Hanfsamen und Dinkelmehl in einer großen Schüssel

Es ist unerlässlich, dass Sie jetzt nicht die Hanfmilch hinzufügen, und es kann Klumpen entwickeln, sobald es mit dem Grapewed-Öl in Kontakt kommt

Nächste Mischen Sie 1 Tasse Hanfmilch und fügen Sie dann Federwasser hinzu, bis Sie die gewünschte Konsistenz erreichen

Falten Sie die Blaubeeren in den Teig

Als nächstes heizen Sie Ihre Pfanne auf mittlere Hitze und füllen Sie ihn dann sanft mit Grapewed-Öl

Als nächstes gießen Sie den Teig in die Pfanne und lassen Sie sie auf jeder Seite etwa 3 bis 5 Minuten kochen

Genießen Sie Ihre Blaubeeren, die Pfannkuchen buchstabiert haben!

Wenn Sie möchten, dass die Pfannkuchen mehr gekocht sind, können Sie es in etwa 350 ° C ein paar Minuten lang in Über etwa 350F backen

Alkalische Blaubeeren Muffins.

Zutaten

Traubenkernöl

1/2 TSP-Meersalz

1/4 Tasse Seemosengel, das optional ist

1/3 Tasse Agave

1/2 Tasse Blaubeeren

3/4 Tff Mehl.

3/4 Tasse geschriebene Mehl

1 Tasse Kokosmilch

Richtungen

Beginnen Sie mit dem Vorwärmeofen auf 365 Grad

Nächstes Fett 6 Normalgröße Muffin-Linie oder Tassen mit Muffin-Linern

Nächste Mischen Sie das Meer-Mossgel, das Meersalz, Agave, Mehl, Kokosmilch in einer großen Schüssel, bis Sie gut gemischt haben und dann Blaubeeren falten

Nächstes Mantel-Muffinpfanne mit Grappewed-Öl leicht manteln und Muffin-Teig gießen

Nächstes Backen Sie 30 Minuten bis zu 30 Minuten, bis goldbraun und springlich zu berühren ist

Mittagessen

Kichererbsenburger

Dieses Rezept macht 3 bis 4 Burger

Traubenkernöl

1/4 bis 1/2 Tasse Federwasser

1/2 TL von Cayenne Pulver

1 tsp dill.

2 TL SEA Salz

2 TL SEA Salz

2 TL Zwiebelpulver

2 TL Oregano

2 TL Basilikum

1 Plum Tomate, die gewürfelt ist

1/2 Tasse Kohlwürde gewürfelt

1/2 Tasse grüne Paprika, die gewürfelt ist

1/2 Tasse Zwiebeln, die gewürfelt wird

1 Tasse Garbanzo Bohnenmehl

Richtungen

Beginnen Sie mit einer großen Schüssel und mischen Sie dann das gesamte Gemüse und die Gewürze zusammen und mischen Sie dann in Mehl

Fügen Sie anschließend langsam Wasser hinzu und mischen Sie, bis die Mischung zu einer guten Party geformt werden kann, und fügen Sie dann mehr Mehl hinzu, wenn es zu verlieren ist

Als nächstes fügen Sie Öl zur Pfanne hinzu und kochen Sie Pasteten auf moderat hohe Hitze für zwei bis drei Minuten auf jeder Seite, um zwei bis drei Minuten auf jeder Seite zu kochen und umzudrehen, bis beide Seiten braun sind

Als nächstes servieren Sie auf alkalischer Fladenbrot und genießen Sie Ihre alkalischen Kichererbaumburger!

Alkalische elektrische Fladenbrot

1/4 TL von Cayenne

2 TL-Zwiebelpulver

2 TL Basilikum

2 TSP OREGANO.

1 TSP-Meersalz

3/4 Tasse Feder WAter.

2 EL von Grappeed-Öl

2 Tassen buchstabiertes Mehl

Der erstaunlichste Teil dieser Rezepte ist, dass Sie dies in weniger als 2-Grad-Minuten machen können, und es ist wunderbar für Sandwiches, Mini-Pizza und Wraps

Richtungen

Beginnen Sie mit dem Mischen von Gewürzen und Mehl, bis es vollständig gemischt ist

Nächste Mischung in Öl und etwa 1/2 Tasse Wasser in die Mischung und mischen Sie dann langsam in Wasser, bis es sich in einen Ball bildet

Als nächstes fügen Sie den Arbeitsbereich Mehl hinzu und knost den Teig etwa 5 Minuten und trennen Sie den Teig etwa 5 Minuten lang und trennen Sie dann Teig in sechs gleiche Teile

Rollen Sie den nächsten Ball in etwa 4-Zoll-Kreise aus

Nächster Ort in einer unfettgefetteten Pfanne auf mäßiger hoher Wärme, um alle 2-3 Minuten bis vollständig fertigzudrehen

Nächster Platz in einer ungefetteten Pfanne auf mittlerer hoher Hitze und umdrehen alle 2 bis 3 Minuten bis

Nächste genießen Sie Ihre alkalische Fladenbrot

Abendessen

Gemüse Lo Mein.

Zutaten

Tamarind-Konzentrat

Rote Pfefferflocken

Zwiebelpulver

Agave

Traubenkernöl

Meersalz

Ingwerpulver oder frischer Ingwer

Geröstetes Sesamöl.

Sesamsamen

Schlüsselkalzungen, die optional sind

Grüne Zwiebeln

Pilze

Zwiebeln

Rote Paprika

Grüne Paprika

Nudeln für Glutenfrei

Geformt Spaghetti oder Kamut

Vegane Fladenbrotpizza.

Zutaten

Küchenmaschine oder Mixer

Brasilien-Nusskäse.

Agavennektar

Traubenkernöl

Meersalz

Zwiebelpulver

Oregano

Avocado

Pilze

Roma-Tomaten

Rote oder weiße Zwiebeln

Grüner oder roter grüner Pfeffer

Geschriebene Mehl

Alkalische Pizza-Kruste

Zutaten

1 Tasse Federwasser

2 TL von Traubenkernöl

2 TL Agave

1 TL SEA Salz

2 TL Sesam-Samen

1 TL Oregano

1 TL Zwiebelpulver

1 1/2 Tassen Dinkelmehl

Richtungen

Beginnen Sie mit dem Vorheizen des Ofens auf etwa 400 f

Nächstes mischen Sie alle Zutaten in einer mittelgroßen Schüssel und einem Arsch nur 1/2 Tasse Federwasser und fügen Sie dann Wasser sanft hinzu, bis Sie den Teig in einen Ball mischen und mehr Mehl hinzufügen, wenn zu viel Wasser verwendet wird

Nächstlerns sanft das Backblech sanft mit Grappewed-Öl, und dann Mehl in die Hände fügen und dann den Teig in das Backblech erweitern

Nächstes Bürsten Sie den oberen Teil der Kruste mit einem Grappeed-Öl und legen Sie die Löcher mit einer Gabel ein und backen Sie die Kruste dann etwa 10 bis 15 Minuten

Nächstes bereiten Sie Ihre Avocado- oder Tomaten-Pizzasauce vor, wenn die Kruste backt

Sobald die Kruste erledigt ist, können Sie Ihre Pizza-Sauce, Zwiebeln, Paprika, Pilze, Brasilien-Nusskäse hinzufügen und dann die Pizza für etwa 15 bis 20 Minuten backen

Als nächstes können Sie Ihre Alkali-Gemüse-Pizza genießen!

Der Nusskäse hilft Ihnen, die Beläge beim Backen zu kochen, und wenn Sie keinen Nusskäse haben, wird empfohlen, dass Sie die Toppings leicht saugen, bevor Sie backen

Tomatenpizza-Sauce.

Zutaten

Prise Bsil.

2 EL von Grappeed-Öl

2 EL Agave

1 TL Oregano

1 TL Zwiebelpulver

1 TSP-Meersalz

2 TL gehackte Zwiebel

5 Roma-Tomaten

Richtungen

Um die Haut zu entfernen, machen Sie winzige X-förmige Schnitte an den Enden von 5 Pflaumentomaten und platzieren Sie sie dann etwa 1 Minuten in ein kochendes Wasser

Als nächstes schockieren die Tomaten etwa 30 Sekunden lang in eiskaltem Wasser, so dass die Haut leicht abgezogen werden kann

Nächste mischen Sie die Tomaten und andere Zutaten in Ihrem Küchenor oder Mixer etwa 30 Sekunden lang in Ihrem Küchenor oder Mixer, oder bis vollständig glatt ist

Avocado Pizza-Sauce.

Zutaten

Prise Basil

1/2 TL Oregano

1/2 TSP-Meersalz

1/2 TL-Zwiebelpulver

2 EL Hackte Zwiebeln

1 Avocado.

Richtungen

Beginnen Sie mit dem Schneiden des Avocado in die Mitte und entfernen Sie die Grube und kratzen Sie das Innere in Ihren Lebensmittelprozessor

2.

Fügen Sie den Rest Ihrer Inhaltsstoffe auf Ihren Lebensmittelprozessor hinzu und mischen Sie dann etwa 3 Minuten lang oder bis zum ggf., falls erforderlich, das Innere des Prozessors vollständig

Brasilien-Nusskäse.

Diese Rezepte dienen etwa 6 Tasse Käse

Mixer aus Essensprozessor

2 TSB-Trauben-Samenöl

1 1/2 Tasse Frühlingswasser

11/2 Tasse Hanfmilch, Cashewmilch oder eine andere Nuss

1/2 TL von Cayenne

1 TL Zwiebelpulver

2 TL SEA Salz

1/2 TL von Kalk, die saftig ist

1 lb getränkte Brasilienmuttern

Es ist ratsam, die Brasilienmuttern über Nacht einzuweichen, aber wenn Sie diese Zeit nicht haben, ist es nicht gut, sie für etwa 2 Stunden einzuweichen

Richtungen

Beginnen Sie mit dem Hinzufügen aller Zutaten Ihrem Mixer oder Ihrem Nahrungsmittelprozessor, der das Federwasser entfernt

Als nächstes fügen Sie nur eine 1/2 Tasse Wasser hinzu und mischen Sie alle Zutaten 2 Minuten zusammen

Fügen Sie weiter weiter 1/2 Tasse Wasser hinzu und mischen Sie dann, bis die erforderliche Konsistenz gekommen ist

Nächste genießen Sie Ihre alkalischen Brasilien Nuss und Käse!

Das Ende

Printed in Poland
by Amazon Fulfillment
Poland Sp. z o.o., Wrocław

11781166R00057